RECUEIL DE QUESTIONS

POSÉES AUX

EXAMENS DE MÉDECINE

2e ET 5e DE DOCTORAT

1re SÉRIE

COMPRENANT **500** QUESTIONS

Savoir la médecine et répondre aux examens
sont choses différentes.

(WEBER.)

PARIS

DELAHAYE, LIBRAIRE-ÉDITEUR

23, RUE DE L'ÉCOLE DE MÉDECINE

RECUEIL DE QUESTIONS

POSÉES AUX

EXAMENS DE MÉDECINE

Imprimerie de L, TOINON et Cie, à Saint-Germain. — 451.

RECUEIL DE QUESTIONS

POSÉES AUX

EXAMENS DE MÉDECINE

2ᶜ ET 5ᶜ DE DOCTORAT

Iʳᵉ SÉRIE

COMPRENANT **500** QUESTIONS

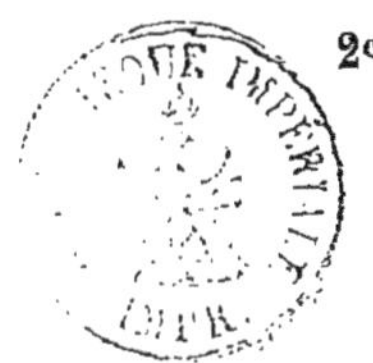

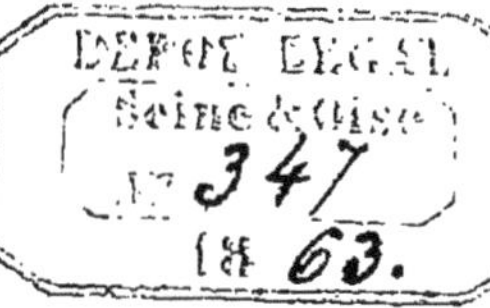

> Savoir la médecine et répondre aux examens
> sont choses différentes.
>
> (Weber.)

PARIS

DELAHAYE, LIBRAIRE-ÉDITEUR

23, RUE DE L'ÉCOLE DE MÉDECINE

1863

PRÉFACE

Toutes les demandes et les réponses contenues dans ce Recueil ont été prises aux examens.

Ce livre ne peut être utile qu'aux étudiants qui, connaissant déjà leurs auteurs classiques, *désirent se familiariser avec le mode d'interroger des professeurs*, et à ceux qui, étant sur le point de passer leurs examens, *veulent s'assurer s'ils sont en état de se présenter.*

Les questions le plus souvent demandées sont : la pneumonie, la pleurésie, la bronchite, la phthisie, les fièvres éruptives, la fièvre typhoïde, les fièvres intermittentes, les fractures, les hernies et les luxations.

Chaque fois que ces questions ont été faites, nous n'avons pas craint de nous répéter en les reproduisant, parce qu'elles sont la base de l'examen, et que c'est sur elles que les professeurs *interrogent le plus souvent.*

EXAMENS DE MÉDECINE

1. D. Qu'est-ce qu'une angine phlegmoneuse ou esquinancie ?

   R. C'est l'inflammation de l'amygdale se terminant soit par résolution, soit par suppuration.

2. D. Combien de temps dure cette maladie ?

   R. Huit à dix jours.

3. D. Est-ce grave ?

   R. Non.

4. D. A quel âge le croup ?

   R. Dans la première enfance.

5. D. Combien de temps dure-t-il ?

   R. Deux à trois jours.

6. D. Quelles parties du corps l'érythème noueux occupe-t-il de préférence ?

   R. Les cuisses et les jambes, les bras et surtout *leur face antérieure.*

7. D. Quels sont les symptômes généraux qui l'accompagnent ?

R. Les mêmes que ceux des fièvres éruptives.

8. D. Dans quelles circonstances observe-t-on les parotides ou parotidites ?

R. A la suite des pneumonies graves ; à la fin de la typhoïde, le plus souvent chez les vieillards.

9. D. Comment se terminent-elles ?

R. Par des abcès.

10. D. Dans quelles maladies les individus expectorent-ils du pus ?

R. Dans la phthisie, dans les pleurésies suppurées, dans les pneumonies avec des abcès.

11. D. A quel signe reconnaît-on qu'il y a une pleurésie suppurée ?

R. C'est quand le malade crache du pus en quantité ; mais pour cela il faut que les bronches communiquent avec les plèvres.

12. D. A quel signe reconnaîtra-t-on que le pus vient de s'ouvrir dans les bronches ?

R. Quand il y aura vomissement de pus.

13. D. S'il y a trois litres de pus dans la plèvre gauche, qu'arrivera-t-il aux organes ?

R. Le cœur sera refoulé vers le sternum, la rate dans la fosse iliaque gauche, le diaphragme sera abaissé, le poumon sera refoulé vers le rachis ; d'où, gêne de la circulation, de la respiration, de la nutrition.

14. D. Si l'air communique avec les plèvres par les bronches, qu'il y ait épanchement de sérosité dans les plèvres, comment appelle-t-on cela ?

R. Hydropneumothorax ; il en sera de même, si, au lieu de sérosité, c'est du pus qui se trouve dans les plèvres.

15. D. Qu'entend-on dans l'hydropneumothorax de particulier à l'auscultation ?

R. Le *tintement métallique*, et, au moyen de la succussion hippocratique, l'on entend *du gargouillement* : ce sont les signes pathognomoniques de l'hydropneumothorax.

16. D. Dans l'hydropneumothorax comment sont les crachats ?

R. Ils sont *purulents, séreux, aérés, fétides*.

17. D. Qu'est-ce que la cirrhose ?

1.

R. C'est une maladie organique du foie, une dégénérescence *fibro-plastique*; le foie est hypertrophié d'abord, puis ensuite il devient dur et *s'atrophie*; le foie est inégal, bosselé, on ne peut le déchirer avec les doigts comme dans l'état ordinaire.

18. D. Quelle est la conséquence de la cirrhose?

R. L'oblitération de la veine porte, de là *ascite*.

19. D. La cirrhose est-elle grave?

R. Oui, très-grave.

20. D. Quelle est la matité que présente le foie à la percussion, à l'état normal; quel est son volume ?

R. Quatorze centimètres.

21. D. Quel est son volume dans la cirrhose?

R. Cinq à six centimètres.

22. D. Comment constate-t-on une ascite ?

R. A la matité; si l'on fait coucher le malade sur le dos, on trouvera de la sonorité à la région ombilicale, et *de la matité dans les parties déclives.*

23. R. Quelles sont principalement les parties du corps où siégent les exostoses syphilitiques ?

R. Ce sont : les os du crâne, le tibia, le cubitus, le sternum, les clavicules, à la face,
au maxillaire inférieur et sur les bosses
frontales et pariétales.

24. D. Quels sont les accidents qui, dans la scarlatine, apparaissent du quatrième au cinquième jour ?

R. Ce sont les *accidents nerveux,* douleur violente *dans les articulations,* insomnie, délire.

25. D. Comment est la langue dans la scarlatine ?

R. Elle est tuméfiée, rouge ; la langue *perd son
épithélium ;* du troisième au cinquième
jour elle se dépouille.

26. D. Qu'est-ce qu'ont de remarquable les phthisiques dans l'arrière-bouche à la troisième
période ?

R. Une espèce de muguet.

27. D. Comment est le sang qui s'écoule quand on
coupe un poumon engoué ?

R. Il est rouge et écumeux.

28. D. Au premier degré de la pneumonie, quels
sont les signes que donne l'auscultation ?

R. Le murmure vésiculaire est diminué; *râle crépitant.*

29. D. Comment sont les crachats au premier degré de la pneumonie?

R. Ils sont aérés, transparents ; on voit au fond du vase, ils sont *rouillés ;* pierre de fusil, marmelade d'abricots; puis ils deviennent sanglants.

30. D. Comment sont les crachats dans l'hémoptysie tuberculeuse ?

R. Ils sont rouge vermeil, écumeux (groseille).

31. D. Comment est la muqueuse dans la bronchite?

R. Elle est tuméfiée, injectée.

32. D. La poitrine est-elle la même dans la pleurésie commençante que dans la pleurésie avec fausses membranes?

R. Non; au commencement, il y a épanchement et augmentation de la poitrine; tandis que dans le cas de fausses membranes, elle est rétractée.

33. D. Dans quel cas entend-on le souffle caverneux ?

R. Quand il y a une caverne *vide.*

34. D. Qu'est-ce que l'on entend par *vomique?*

R. Toute collection de pus qui se développe dans un viscère et qui est enkisté. Ainsi, un abcès de la poitrine qui s'ouvre dans les bronches avec vomissement purulent et subitement est une vomique.

35. D. Quelles sont les causes des hydropisies?

R. L'altération du sang, la diminution de l'albumine, la néphrite albumineuse, l'irritation sécrétoire, les maladies du cœur.

36. D. Qu'est-ce qui produit l'ascite seule?

R. La cirrhose, la péritonite tuberculeuse, les cancers du poumon, de la rate.

37. D. Comment reconnaît-on qu'il y a de l'albumine dans les urines?

R. Par la chaleur et l'acide nitrique.

38. D. Qu'entraîne l'épanchement dans la couche optique?

R. Perte de connaissance, hémiplégie, plutôt perte du mouvement que du sentiment. La bouche est contractée, la langue est déviée du côté paralysé, vomissements.

39. D. Qu'arrive-t-il dans le cas d'hémorrhagie de la protubérance annulaire ?

R. Paralysie générale.

40. D. Avec quoi peut-on confondre l'hémorrhagie cérébrale ?

R. Avec le ramollissement.

41. D. Quels sont les symptômes du rhumatisme articulaire aigu ?

R. Douleur, rougeur, chaleur, mouvement fébrile intense, s'il y a plusieurs articulations prises quand le rhumatisme est généralisé ; moins intense quand il n'y a qu'une seule articulation de prise.

42. D. Quelles sont les lésions du cœur qui accompagnent le rhumatisme ?

R. L'endocardite et la péricardite.

43. D. Comment distinguer l'endocardite de la péricardite ?

R. Par l'auscultation ; dans l'endocardite, les bruits du cœur sont plus forts ; on entend le bruit du souffle à la base du cœur. Dans la péricardite, les bruits du cœur sont forts, mais éloignés et sourds ; puis, après la résorption, bruit de cuir neuf.

44. **D.** Quels sont les signes physiques de l'emphysème pulmonaire?

   R. Sonorité à la percussion, voussure de la poitrine en haut, espaces intercostaux agrandis. Le creux sous-claviculaire est soulevé; on sent un frémissement vibratoire; absence du murmure respiratoire, râle sibilant, qui indique une bronchite qui complique l'emphysème.

45. **D.** Combien de périodes dans la variole?

   R. Quatre : 1° période d'invasion ; 2° période d'éruption; 3° de suppuration ; 4° de desquammation.

46. **D.** Quels sont les symptômes de la période d'invasion?

   R. Fièvre, *douleur lombaire*, frisson, vomissements, constipation, céphalalgie, anorexie, brisement des membres.

47. **D.** Quels sont les symptômes de la période d'invasion de la rougeole?

   R. *Larmoiement, coryza, toux*, éternument, bronchite.

48. **D.** Quels sont les symptômes de la période d'invasion de la scarlatine?

R. Angine très-vive, vomissements.

49. D. Quelle est celle des trois fièvres éruptives qui présente la période d'invasion la plus longue?

R. *C'est la rougeole.*

50. D. Quelle est celle qui la présente la plus courte?

R. La scarlatine.

51. D. Quelles sont les complications de la scarlatine?

R. L'albuminurie, qui arrive si le malade s'expose au froid, puis les pleurésies, les rhumatismes, les endocardite et péricardite, angines couenneuses et gangreneuses, les *convulsions épileptiformes.*

52. D. Quelles sont les complications de la rougeole?

R. La bronchite, la pneumonie, les tubercules, la diarrhée, en un mot *toutes les muqueuses sont atteintes dans la rougeole, et les séreuses dans la scarlatine.* (Trousseau.)

53. D. Quels sont les symptômes du cancer de l'estomac?

R. L'amaigrissement, la teinte jaune paille de la peau, les vomissements noirâtres, la présence d'une tumeur dans l'estomac.

54. D. Qu'est-ce qui prédispose aux ulcères de l'estomac?

R. La gastrite.

55. D. Quels sont les symptômes de l'ulcère de l'estomac?

R. Le malade éprouve une douleur fixe dans l'estomac et *dans le dos ;* il vomit beaucoup de sang.

56. D. Le pronostic est-il grave?

R. Oui, car l'estomac se perfore, et il y a péritonite.

57. D. Quelle est la couleur particulière de l'érysipèle du cuir chevelu?

R. *Il est blanc.*

58. D. La peau de la tête peut-elle être mortifiée par l'érysipèle?

R. Non; il n'y a que le tissu cellulaire sous-cutané de la peau de la tête qui se mortifie; cela vient de ce que la peau de la tête est remplie de vaisseaux importants qui servent à la nourrir.

59. D. Quand, dans les dix premiers jours de la fièvre typhoïde, il n'y a pas eu d'accidents graves, quel pronostic ?

R. Sans gravité.

60. D. Quels sont les accidents que l'on peut craindre dans le troisième septénaire de la fièvre typhoïde ?

R. *La perforation de l'intestin*, la broncho-pneumonie.

61. D. Quel est le plus grave de la pneumonie ou de la bronchopneumonie ?

R. La bronchopneumonie.

62. D. A quel âge se manifeste-t-elle ?

R. De deux à quatre ans. C'est la plus grave de toutes les maladies des enfants ; elle est aussi très grave chez les vieillards.

63. D. Si la bronchopneumonie complique la fièvre typhoïde, quel sera le traitement ?

R. La saignée.

64. D. Pourquoi ne met-on pas des vésicatoires dans la fièvre typhoïde ?

R. Parce qu'ils déterminent *des escarres ;* ils causent des douleurs atroces, et puis ils se couvrent de produits diphtériques.

65. D. Dans une hernie directe, comment est placé
le cordon ?

R. Il est repoussé *en avant*; dans l'hydrocèle,
en arrière.

66. D. Quel est le râle que l'on entend souvent
pendant le cours d'une fièvre typhoïde ?

R. Le râle sibilant.

67. D. Qu'est-ce qu'indiquent les râles humides ?

R. La présence de mucosités dans les bronches.

68. D. Quel est le traitement de la bronchite ?

R. Les émétocathartiques, les boissons chaudes et diaphorétiques.

69. D. Quels sont les spécifiques de la gangrène ?

R. Le quinquina en lavement, en vin; le cam-
phre, l'opium pour calmer les douleurs;
le quinquina en poudre, les lotions au
chlorure de chaux, les grandes incisions
pour détacher les escarres; si l'on craint
les hémorrhagies, la poudre d'alun.

70. D. Quelle est la cause de la gangrène spon-
tanée ou gangrène sèche?

R. L'oblitération et l'inflammation des artères,
concrétion dans les veines, en un mot,

l'altération du sang qui provient de l'augmentation de fibrine et de sa coagulation.

71. D. Quels sont les symptômes de la gangrène sèche ?

R. Douleur atroce, refroidissement du membre ; les artères pédieuses et même tibiales ne battent plus ; tache rouge vineuse, noirâtre, grisâtre ; artères dures, sillon éliminateur.

72. D. Quelle différence entre la gangrène sèche et humide ?

R. C'est que la gangrène humide est toujours accompagnée *d'œdème*, et que cé sont les veines, au lieu des artères, qui sont oblitérées.

73. D. Quelle différence entre l'artrite chronique et la tumeur blanche ?

R. La tumeur. blanche, c'est le dernier degré de la lésion d'une articulation ; c'est la désorganisation de l'articulation. L'artrite chronique peut guérir, tandis que la tumeur blanche ne guérit pas. — L'artrite, c'est l'inflammation d'une synoviale ; elle est le plus souvent la suite d'un rhuma-

tisme. *Les os ne sont pas malades dans l'artrite, ils le sont dans la tumeur blanche.*

74. D. Quel nom donne-t-on au cancroïde ?

R. Le nom de cancer épithéliale.

75. D. Quels sont ses caractères principaux ?

R. Il est formé d'un tissu *épidermique ;* la peau
est jaune paille, les ganglions sont en-
gorgés ; il s'ulcère facilement, et les
croûtes qui recouvrent l'ulcération sont
composées *de débris épidermiques, de pus et
de matière sébacée ;* il repose sur un fond
dur, résistant ; il s'observe le plus souvent
à la face, à la peau, à la langue, aux
lèvres ; il récidive très-facilement.

76. D. Que faire ?

R. La cautérisation, l'ablation.

77. D. Comment débute-t-il ? Quelle est sa forme
première ?

R. Celle d'une verrue.

78. D. Quels sont les symptômes de la bronchite
chronique ?

R. Râle muqueux, râle humide, *Runcus,* râle
sibilant, râle sous-crépitant, gargouillement.

79. D. Traitement ?

R. Faire vomir, agir sur la peau par les bains de vapeur.

80. D. Quel est le caractère le plus important de la fièvre typhoïde?

R. La fréquence du pouls, 120 pulsations; *nulle maladie n'a une fréquence plus constante.* (Trousseau.)

81. D. Qu'est-ce qui accompagne toujours l'érysipèle du cuir chevelu?

R. C'est l'engorgement des ganglions du cou.

82. D. Si l'on fait respirer fortement un malade, quels sont les organes qui diminuent ?

R. Le foie et le cœur, parce que ces organes sont solidaires.

83. D. Quelle différence entre la conjonctivite et la kératite?

R. Dans la conjonctivite, la couleur est *vineuse*; dans la kératite, il y a une teinte *vermillon* et *rayonnée*, parce que la kératite est formée de petites artérioles très-fines qui se réunissent et rayonnent (Velpeau).

84. D. Quel nom dit-on pour désigner les ulcères de la cornée?

R. On dit qu'ils sont en coup d'onglé, en cu-
pule.

85. D. Qu'est-ce que le néphélion ?

R. C'est un ulcère de la cornée en forme de
nuage.

86. D. De quelle couleur est le fond de l'ulcération
d'un cancroïde, et quels sont ses symptômes ?

R. Grisâtre et les bords taillés à pic, irrégu-
liers ; il présente des bosselures à son
pourtour ; douleurs lancinantes.

87. D. Quelles sont les causes des épanchements
articulaires, ou hydarthrose ?

R. Le rhumatisme, la blennorrhagie, la syphilis, les hydropisies générales.

88. D. Que produit l'épanchement dans la moelle ?

R. Il produit la paralysie des membres inférieurs, du rectum, de la vessie et des organes génitaux.

89. D. Quel sera le traitement ?

R. Antiphlogistique.

90. D. Quel est le danger et quel est le traitement
de la tumeur mélanique de la peau du
pied ?

R. Le danger de cette tumeur, c'est qu'elle gagne successivement tous les *ganglions de la jambe*, ceux de la cuisse ; puis, si elle gagne le canal thoracique, l'individu meurt fatalement. — Le traitement consiste à enlever la tumeur avec la pâte de canquoin.

91 et 92. D. Au bout de combien de temps l'orchite vient-elle après la blennorrhagie, et quel est son traitement ?

R. Au bout de quinze jours, apparaît l'orchite, et le traitement consiste en frictions avec l'iodure de potassium, puis après, l'on fait une ponction dans la tunique vaginale.

93. D. Quel est le type de la tumeur mélanique ?

R. La tumeur est *mamelonnée, noire comme une truffe,* hémorrhagie souvent répétée, infection putride.

94. D. Quelles sont les complications des brûlures ?

R. L'érysipèle, ulcérations, gangrène, phlegmon diffus, hémorrhagies qui ont lieu à la suite des escarres.

95. D. Quels sont les symptômes généraux?

    R. Soif vive, suppression des urines, douleurs, fièvre, insomnie, délire ou collapsus, coma. — L'on ne peut juger de la gravité de la brûlure qu'après huit jours, quand l'escarre est tombée.

96. D. Quel est le traitement?

    R. Eau froide pour le 1er et le 2e degré, puis émollients, cataplasme pour favoriser la chute de l'escarre, linge enduit de cérat simple, opiacé.

97. D. Dans l'état sain où bat le cœur?

    R. Entre la 6e et la 7e côte.

98. D. Quelle est la longueur du cœur à l'auscultation?

    R. 11 à 12 centimètres.

99. D. Dans quelle maladie aiguë chez les enfants trouve-t-on le plus souvent de l'albuminurie?

    R. *Dans la scarlatine.*

100. D. Quel est le traitement de la pleurodynie?

    R. Un vésicatoire saupoudré de 1 ou 2 centigrammes de sulfate de morphine.

2

101. D. A quel moment apparaissent les taches
     lenticulaires dans la typhoïde ?

R. Le septième ou le huitième jour.

102. D. Quelle différence entre les pétéchies et les
     taches lenticulaires ?

R. Les pétéchies ne disparaissent pas sous
   le doigt, les taches lenticulaires disparaissent.

103. D. Dans quel cas le pouls est-il intermittent?

R. Dans le cas d'insuffisance mitrale.

104. D. Quelle est la luxation de la cuisse la plus
     commune ?

R. C'est la luxation ilio-ischiatique.

105. D. Quels sont ses symptômes ?

R. La cuisse est fortement fléchie, et, dans
   l'adduction, impossibilité de mouvement;
   l'on sent la tête du fémur dans la fesse,
   la jambe est raccourcie de 2 à 3 centimètres, le pied est tourné en dedans.

106. D. Quand un individu est frappé d'hémiplé-
     gie, où a eu lieu l'épanchement ?

R. Dans le corps strié ou la couche optique;
   s'il perd la parole, ce sera dans les lobes
   antérieurs; si la respiration est sterto-

reuse, gênée c'est le bulbe rachidien qui
est congestionné au niveau de la huitième paire pneumogastrique.

107. D. D'où viennent les complications dans la
rougeole?

R. Du côté des organes respiratoires.

108. D. L'œdème est-il à redouter dans la rougeole.

R. Non; mais dans la scarlatine.

109. D. Quelle est la maladie la plus grave, de la
rougeole ou la scarlatine ?

R. *La scarlatine.*

110. D. Quel sera le traitement de la pleurésie ?

R. D'abord les sangsues, puis vésicatoire.

111. D. Comment sait-on qu'un abcès de l'aisselle
communique avec la poitrine ?

R. Lorsque l'abcès est crépitant et contient
des gaz. (Nélaton.)

112. D. Quelle différence entre l'hygroma et l'artrite ?

R. C'est que dans l'artrite on souffre *toujours;*
tandis que dans l'hygroma on ne souffre
qu'à la pression.

113. D. Comment se termine l'hygroma ?

R. Par résolution.

114. D. Quel sera le traitement ?

R. Des sangsues, eau blanche ; si cela ne réussit pas au bout de huit jours, vésicatoire, onguent napolitain, pommade à l'iodure de potassium ou de plomb.

115. D. Un individu tombe sur le genou ; on est au troisième jour, le genou est douloureux à la pression, a-t-on à faire à une artrite ?

R. Non, mais à une contusion ou à un hygroma ; il faut plus de trois jours pour que l'artrite se manifeste.

116. D. Quand vient la pneumonie hypostatique ?

R. Après la période inflammatoire des maladies graves.

117. D. Quel est le traitement ?

R. Des vésicatoires ; à l'intérieur, l'émétique ou plutôt le kermès.

118. D. Que produisent les maladies organiques du rein ?

R. De l'œdème général et de l'albuminurie.

119. D. Dans quel cas trouve-t-on de l'albumine dans les urines?

R. Dans la maladie de Bright, dans la scarlatine, chez les femmes en couches, dans l'éclampsie.

120. D. Quel est le plus dangereux d'un panaris du périoste de la deuxième ou de la troisième phalange?

R. Celui de la deuxième, parce que l'individu peut perdre deux phalanges, tandis que dans celui de la troisième, il ne perdra que cette dernière.

121. D. Quelle différence y a-t-il entre le trichiasis et l'entropion?

R. C'est que dans le trichiasis il n'y a que les cils qui sont tournés en dedans, tandis que dans l'entropion c'est la paupière elle-même, et cela peut donner lieu à une kératite et un ulcère de la cornée.

122. D. Comment cet accident arrive-t-il?

R. A la suite d'une luxation du cartilage tarse.

123. D. Quel est le siége des ophthalmies chez les scrofuleux?

2.

R. C'est la conjonctive et la cornée.

124. D. Quel est le traitement ?

R. Fermer les yeux avec du collodion.

125. D. Quels sont les prodromes de la variole ?

R. Céphalalgie, fièvre, vomissements, frisson, *douleur lombaire*.

126. D. Quels sont les signes de l'anévrysme ?

R. Battement isochrone au pouls, frémissement catère, bruit de souffle, *mouvement
d'expansion et de resserrement isochrone aux
battements du cœur.*

127. D. Comment est le bruit de souffle dans l'anévrysme; est-il continu ou intermittent ?

R. Il est intermittent quand il a lieu dans les
petites artères, mais il y a double bruit
de souffle dans l'anévrysme des grosses
artères, l'artère iliaque, l'aorte.

128. D. Lorsque l'érysipèle commence par les
muqueuses du nez ou des lèvres, quel
nom prend-il ?

R. Le nom d'érysipèle interne.

129. D. Dans quelles fractures la crépitation ne se
perçoit-elle pas ?

R. Dans la fracture du col du fémur, dans celle du poignet, car il y a pénétration.

130. D. Que faut-il faire pour obtenir la crépitation dans les fractures?

R. Imprimer des mouvements de rotation à la partie inférieure; le mouvement de latéralité réussit difficilement.

131. D. Y a-t-il raccourcissement dans la coxalgie?

R. Non ; mais l'attitude vicieuse du malade peut y faire croire.

132. D. Comment est la cuisse dans la coxalgie?

R. Fléchie à angle droit sur le bassin qui paraît être élevé tant le malade craint de s'appuyer dessus.

133. D. Où les tumeurs érectiles veineuses ont-elles leur siége?

R. Dans le tissu cellulaire *sous-cutané et sous-muqueux* tandis que les artérielles sont *superficielles et cutanées.*

134. D. Comment se présente la pustule maligne?

R. D'abord sous forme de vésicule, de piqûre de puce, puis elle prend la forme d'escarre; la peau bientôt se gangrène.

135. D. Quelles peuvent être les suites d'une contusion de l'articulation coxo-fémorale ?

R. *Une coxalgie.* Un individu tombe de haut sur les pieds, la tête du fémur vient presser sur la cavité cotyloide d'où écrasement du ligament rond et coxalgie.

136. D. Que faire ?

R. Maintenir le membre dans la demie flexion, ventouses.

137. D. Que peut-il arriver par suite d'une chute sur le grand trochanter?

R. Il y a contusion du nerf sciatique ; de là, paralysie.

138. D. Dans quel cas la fièvre typhoïde prend-elle une forme intermittente ?

R. Dans les pays ou il y a des fièvres intermittentes.

139. D. A quel type appartient-elle?

R. Au type quotidien.

140. D. Comment croire qu'elle va devenir continue ?

R. C'est lorsque les frissons deviendront de jour en jour moindres.

141. D. Quelles sont les lésions que l'on trouve à
     l'autopsie?

     R. Les plaques de Peyer sont tuméfiées,
     molles, injectées.

142. D. Combien dure la fièvre typhoïde?
     R. Un mois.

143. D. Quels sont les accidents qui surviennent à
     la fin du 2me au 3me septénaire?

     R. La perforation, des hémorrhagies.

144. D. Au bout de combien de temps se *forment*
     les escarres?

     R. Au 14e jour, au 2e septénaire.

145. D. Dans le cas d'hémorrhagie intestinale,
     comment seront les selles?

     R. Noires, surtout si elles se sont faites dans
     le jéjunum.

146. D. Dans le cas d'hémorrhagie intestinale
     que faut-il faire?

     R. Des serviettes trempées dans l'eau froide
     et à l'intérieur 8 grammes de ratanhia,
     l'eau de Rabel, à la dose de 4 grammes.

147. D. A quel signe reconnait-on la perforation
     intestinale?

R. Aux douleurs et aux hémorrhagies ; à la pâleur de la face.

148. D. A quel moment la perforation a-t-elle lieu?

R. Au moment où le malade fait un effort.

149. D. Dans la pleurésie de quel côté la matité remonte-t-elle le plus haut; est-ce en avant ou en arrière ?

R. En arrière, parce que l'inflammation pleurale existe plus à la partie postérieure qu'antérieure: il y a beaucoup plus de fausses membranes.

150. D. Quelles sont les personnes les plus sujettes aux furoncles ?

R. Ce sont les militaires ; ils occupent la région du cou d'où le nom d'adénite cervicale : il sont produits par l'action du col qui comprime le cou.

151. D. Si l'hémorrhagie cérébrale a lieu dans les lobes antérieurs, qu'y a-t-il ?

R. Hémiplégie.

152. D. Combien y a-t-il d'espèces de congestions?

Trois : Sanguine, séreuse, nerveuse.

153. D. Qu'est-ce que l'hypérémie ?

R. Une congestion sanguine.

154. D. S'il y a paralysie du rectum où sera la
lésion ?

R. Dans la moelle.

155. D. Si la congestion monte dans la moelle,
qu'arrivera-t-il ?

R. La paralysie a lieu successivement dans la
vessie et les membres inférieurs.

156. D. Ou y a-t-il le plus d'ecchymose dans la
luxation ou la fracture ?

R. *Dans la fracture.*

157. D. Comment est le pouls dans le rétrécissement auriculo-ventriculaire gauche ?

R. Il est intermittent.

158. D. A quel moment apparaissent les taches
lenticulaires et comment se terminent-
elles ?

R. Elles apparaissent le 8e jour et se termi-
nent par desquammation.

159. D. Quelles sont les causes les plus ordinaires
de la surdité ?

R. C'est le cérumen si c'est un vieillard ; si
c'est un enfant, ce sont les amygdalites.

160. D. A quelle époque apparaissent les pétéchies?

R. Le 3ᵐᵉ *septénaire*.

161 D. Quels sont les symptômes de la fissure à
l'anus ?

R. Douleur affreuse en allant à la selle.

162. D. Qu'est-ce que la fissure?

R. C'est une petite ulcération avec contrac-
tion musculaire du sphincter.

163. D. Que faire?

R. Dilatation forcée avec les pouces ; extrait
de belladone, l'onguent de la mer bella-
donée, lavement au ratanhia purgatif.

164. D. D'où provient le staphylome ?

R. D'une ulcération de la cornée avec perforation, l'iris fait hernie.

165. D. Quel traitement ?

R. Injecter de la teinture de belladone pour
dilater l'iris et l'empêcher de s'introduire
dans la cornée; cautérisation au nitrate
d'argent.

166. D. La pleurésie dure-t-elle longtemps?
R. Oui; c'est une maladie longue.

167. D. Que faut-il pour qu'il y ait égophonie ?

R. Il faut que le liquide soit peu considérable;
car, si l'épanchement était considérable, il
n'y aurait pas d'égophonie.

168. D. Mais dans ce cas qu'entendrait-on à l'auscultation ?

R. La respiration bronchique, la bronchophonie et le souffle tubaire.

169. D. Qu'arriverait-il si l'épanchement était
encore plus considérable?

R. Il y aurait une matité complète ; l'on n'en-
tendrait plus ni la respiration bronchique, ni la brochophonie, le poumon serait
ratatiné, durci, refoulé en arrière, imper-
méable à l'air, diminué des 3/4 de son volume ; dans ce cas, il y aurait encore élar-
gissement des espaces intercostaux de la
poitrine, déplacement des organes.

170. D. Comment est le sang dans l'apoplexie pulmonaire ?

R. Il est noir.

171. D. Quelle est la durée du rhumatisme articulaire ?

R. Six semaines.

172. D. Quels sont les accidents qui peuvent le compliquer?

R. La pleurésie, la péricardite, l'endocardite et la méningite.

173. D. Quel est le traitement du rhumatisme?

R. Saignées, ventouses, l'opium, le sulfate de quinine, la teinture de colchique, la vératrine.

174. D. Comment est le caillot dans la chlorose?

R. Il est dense, parce qu'il y a diminution de globules.

175. D. Comment débute la fièvre typhoïde?

R. Céphalalgie, pouls accéléré, 120 pulsations, hébétude de la face, diarrhée, épistaxis, fièvre, gargouillements, bourdonnements d'oreilles.

176. D. Quelles sont les veines qui sont variqueuses dans le varicocèle?

R. Ce sont celles du cordon.

177. D. Quel est le traitement du varicocèle?

R. La compression et la ligature.

178. D. Combien dure la période d'invasion de la variole?

R. Trois jours.

179. D. Qu'est-ce que la varioloïde?

    R. C'est la variole modifiée par le vaccin ou par une variole précédente; elle présente une dessication plus rapide, très peu de pustules ombiliquées, elle dure moins longtemps que la variole et ne laisse pas de cicatrice

180. D. Comment sait-on que la fibrine se forme ainsi que les fausses membranes?

    R. C'est par le délire, le frisson et des symptômes généraux intenses.

181. D. Dans quel cas l'empyème est-il usité?

    R. Quand le malade est sur le point d'être suffoqué.

182. D. Comment se pratique-t-il?

    R. On tire la peau, on y fait une petite incision, puis on enfonce le trois-quarts; de cette manière, on évite l'introduction de l'air, la peau revenant sur elle-même.

183. D. Où pratique-t-on l'empyème?

    R. Entre la 8° et la 9° côte.

184. D. Quel est le siége le plus fréquent des abcès par congestion?

    R. L'aine et la région lombaire.

185. D. Quelle est la partie du rachis la plus communément atteinte par la carie ?

R. *La région lombaire.*

186. D. A quels signes reconnaît-on la fracture de l'extrémité supérieure de l'humérus ?

R. L'épaule est abaissée, ainsi que tout le membre supérieur *qui est dirigé en bas, en avant, et en dedans,* allongement du bras, crépitation difficile, mouvement volontaire impossible, ecchymose très-forte.

187. D. Dans quel cas cette fracture a-t-elle lieu ?

R. Quand le malade est tombé sur l'épaule, surtout si c'est un vieillard, parce que le tissu est plus spongieux.

188. D. Quelles sont les fractures les plus communes chez les vieillards ?

R. Ce sont celles du col du fémur, du radius et de l'humérus.

189. D. quels sont les principaux déplacements de l'utérus ?

R. En avant, en arrière, antéflexion, retroflexion, la chute ou abaissement.

190. D. Où a lieu l'hémorrhagie cérébrale le plus souvent ?

R. *Dans les couches optiques et le corps strié.*

191. D. Quels sont les symptômes ?

R. Perte de connaissance, paralysie, hémiplégie, engourdissement, affaiblissement ;
la paralysie débute *dans les membres supé-*
rieurs.

192. D. Comment distinguer l'hémorrhagie cérébrale du ramollissement ?

R. L'hémorrhagie débute tout d'un coup, la
marche du ramollissement est plus lente.

193. D. De quoi est accompagné le ramollissement ?

R. De céphalalgie, de *fourmillements*, de
crampes, les malades marchent comme si
ils étaient ivres.

194. D. Dans l'hémorrhagie comment est le pouls ?

R. *Il est lent.*

195. D. Et dans le ramollissement comment est-il ?

R. Il est rapide ; 92 pulsations.

196. D. Quelles sont les maladies qui modifient
l'urine ?

R. Les névroses ; dans ce cas l'urine est claire,
sa densité augmente.

197. D. Comment constate-t-on qu'il y a du sucre dans les urines ?

R. En les faisant bouillir à siccité.

198. D. Quels sont les symptômes de la pneumonie ?

R. *Frisson*, qui dure 1 heure 1/2, difficulté de respirer à cause de la douleur qui siége sous le téton, *crachats rouillés*, visqueux, adhérents au vase, aérés, transparents.

199. D. Qu'est-ce que l'hypertrophie ?

R. C'est le développement des parties qui constituent l'organe.

200. D. Si on incise un poumon engoué qu'arrive-t-il?

R. Il y a crépitation, il surnage, le sang sort en renfermant des bulles d'air en grande quantité, il est plus noir.

201. D. Comment est le poumon au 2° degré de la pneumonie ?

R. Le poumon est plus dense, il se coupe en tranches comme du foie, il s'enfonce dans l'eau, sa coupe est granulée, il est hypérémié.

202. D. Comment est le poumon au 3° degré ?

R. Il est rempli de *lymphe plastique et de pus.*

203. D. Qu'est-ce qu'un râle?

R. C'est un bruit anormal qui se passe dans les bronches qui contiennent des liquides.

204. D. A quel moment commence la convalescence dans les maladies aiguës?

R. Quand la fièvre cesse.

205. D. Qu'est-ce que l'intermittence?

R. C'est le retour périodique de phénomènes morbides pyrétiques.

206. D. Quelle est la fièvre intermittente la plus commune?

R. C'est la quotidienne et puis la fièvre tierce.

207. D. Quand il y a une fistule du canal de Sténon, que fait-on?

R. Cautérisation, compression; si le canal, oblitéré, est infranchissable, on pratique une boutonnière en avant de la parotide.

208. D. Que fait-on dans le cas de fistule à l'anus?

R. On agrandit le rectum aux dépens de la fistule, on met des mèches, on excise la membrane muqueuse, on enlève les cal-

losités par des incisions et la pierre infer-
nale ; s'il y a plusieurs trajets fistuleux,
larges incisions, afin de réunir en un seul
tous ces trajets et de ramener la fistule
complexe à l'état simple.

209. D. Par combien de périodes passent les tissus
anormaux ?

R. Par la période de crudité et de ramollissement.

210. D. Sont-ils nuisibles dans la période de crudité ?

R. Non ; mais ils réagissent dans le ramollissement, et c'est alors qu'ils récidivent tels
que cancers, tubercules, mélanoses.

211. D. Qu'est-ce que la tumeur lacrymale ?

R. C'est une tumeur située au grand angle
de l'œil ; *quand on la comprime,* l'on voit
sortir des larmes et du muco-pus par les
points lacrymaux.

212. D. Que devient la maladie abandonnée à elle-
même ?

R. Elle donne lieu à une ulcération, à une
fistule lacrymale et à de l'épiphora.

213. D. Quelles sont les maladies qui peuvent si-
muler une tumeur lacrymale?

R. C'est un petit phlegmon, un kiste, une nécrose de l'os ungius ou du maxillaire
supérieur.

214. D. A quoi reconnaît-on un anévrysme artérioso-veineux ?

R. Au mouvement d'expansion et de resserrement de la tumeur, au bruit de souffle ;
enfin, quand on comprime la veine au-
dessous de la tumeur, elle diminue.

215. D. Quelle différence y a-t-il entre l'anévrysme
faux, consécutif, et l'anévrysme artérioso-
veineux ?

R. Dans l'anévrysme faux, consécutif, le bruit
de souffle est intermittent, tandis que
dans l'artérioso-veineux le souffle est continu et à double courant ; frémissement
dans tout le membre, bruit de susurrus.

216. D. Quel est le plus dangereux de ces deux
anévrysmes?

R. C'est l'anévrysme traumatique, parce que
celui-ci va toujours en augmentant ; il
menace de mort.

3.

217. D. Quel est le traitement?

R. Compression, ligature d'après l'ancienne méthode; c'est-à-dire les deux bouts de l'artère à leur partie saine.

218. D. Comment distingue-t-on l'hypertrophie de la péricardite?

R. Par le bruit, qui est plus sourd dans la péricardite.

219. D. Quels sont les signes donnés par l'auscultation dans la bronchite?

R. Toux, râle sibilant, muqueux, ronflant.

220. D. Quels sont les symptômes du premier degré de la phthisie?

R. A la percussion, matité, à l'auscultation ; diminution du murmure vésiculaire; bronchophonie; voix rude ; *respiration prolongée; bruit de souffle.

221. D. Comment divise-t-on les angines?

R. Suivant le siége: angine pharyngée, laryngée—suivant la nature : angine couenneuse, angine spécifique, angine syphilitique et scrofuleuse.

222. D. Comment divise-t-on les kystes ?

R. En séreux et muqueux, en dermoïdes ;
parmi ces derniers, se trouvent les méli-
céris, les athéromes, loupes et tannes.

223. D. Quelles sont les régions où l'on trouve le
plus de kystes muqueux ?

R. Ce sont celles dans lesquelles se trouve
beaucoup de tissu cellulaire adipeux : ce
sont les follicules sébacées qui les produisent.

224. D. Quels sont les symptômes des kystes muqueux ou loupes ?

R. Ce sont des tumeurs molles, fluctuantes
non adhérentes à la peau, mobiles, non
adhérentes aux parties sous-jacentes.

225. D. Le traitement?

R. On fait une incision cruciale à la peau,
on dissèque le kyste à droite et à gauche
et l'on énuclée le kyste; si l'on ne pouvait,
l'on inciserait; on mettra ensuite de la
pâte de canquoin.

226. D. Quelle différence entre la conjonctivite et
la kératite?

R. Dans la conjonctivite, la conjonctive est
livide, vineuse, violacée. — Dans la kéra-

tite, elle est rouge vif, rayonnée ; de plus il y a *photophobie*.

227. D. Le traitement ?

R. Nitrate d'argent dans la conjonctivite ; on ne l'emploie pas dans la kératite, parce qu'il y a ulcération dans la cornée.

228. D. Quel est le traitement de l'emphysème ?

R. Ipéca, bains de vapeur, ventouses sèches.

229. D. Que fait-on dans la chute du rectum ?

R. On rentre la tumeur ; on incise les plis rayonnés de l'anus, de manière que l'anus soit rétréci.

230. D. Quelles sont les causes de l'artrite ?

R. Il y a des causes externes et internes ; les causes internes sont la *syphilis, la blennorrhagie, le rhumatisme, la scrofule.*

231. D. Comment se font les injections dans la fistule lacrymale ?

R. Par le nez, de bas en haut, où par les points lacrymaux.

232. D. Qu'est-ce que l'infiltration urineuse ?

R. C'est un épanchement d'urine dans le tissu cellulaire du périnée ou des bourses ; elle est la suite de l'opération de la taille, —

Cela provient encore de la déchirure de la portion membraneuse ou spongieuse de l'urètre.

233. D. Le traitement?

R. Il faut pratiquer de grandes incisions ; vider les poches, sinon les malades meurent dans la période inflammatoire d'une fièvre hectique.

234. D. Quand voit-on qu'il y a résorption purulente ?

R. Quand il y a délire, teinte jaune de la peau ; le malade succombe après *deux* ou *trois frissons.*

235. D. Quelles sont les causes de la résorption purulente?

R. L'infection purulente et la phlébite.

236. D. Qu'est-ce qu'un sarcocèle syphilitique ?

R. C'est une tumeur qui se manifeste à la période tertiaire de la syphilis : augmentation de volume; tumeur dure, *bosselée,* non transparente, accompagnée d'un épanchement de sérosité dans la tunique vaginale (douleur dans l'aine et les lombes, douleurs nocturnes),

237. D. Quelles sont les causes de la rétention d'u-
rine ?

R. C'est l'inflammation de la vessie, l'hypertrophie de la prostate ; le rétrécissement de l'urètre ; un spasme du col de
la vessie ; la paralysie de la vessie, qui a
lieu après une longue distension.

238. D. Chez les vieillards, quelle est la princi-
pale cause de la rétention d'urine ?

R. C'est l'hypertrophie de la prostate.

239. D. Qu'appelle-t-on éperon dans le cas d'anus
contre nature ?

R. Ce sont les deux bouts de l'intestin ac-
colés l'un à l'autre comme deux canons
de fusil.

240. D. Quels sont les symptômes de la maladie
saturnine ?

R. Coloration des gencives en gris. Teinte de
la peau. Colique qui se manifeste après
des excès, névralgie, arthralgie, encéphalopathie délirante, apoplexie, épilepsie.

241. D. Quelles sont les suites du ramollissement ?

R. Abolition du mouvement et du sentiment.

242. D. Quels sont les symptômes de la phthisie ?

R. Toux sèche, pénible plutôt par sa persistance que par son intensité, essoufflement, crachats mucoso-purulents numullaires ; l'on crache du sang à la première période ; ce sang est strié, rouge, on le distinguera de l'hémathémèse en ce que celui-ci est noir et que, dans ce dernier cas, il n'y aura pas de toux.

243. D. Dans quel cas reconnaît-on que l'ulcération s'est perforée dans l'intestin ?

R. Ce sera par le *frisson*, douleur affreuse dans l'abdomen, hoquet, *météorisme*, *vomissements*.

244. D. Où se fait la perforation de l'intestin ?

R. Dans les plaques de Peyer ou dans les follicules isolées.

245. D. Comment sait-on qu'une pleurésie est purulente ?

R. *Par l'augmentation de fièvre, de frisson*, diarrhée, amaigrissement.

246. D. Où sont situées les tumeurs érectiles artérielles ?

R. Elles sont cutanées superficielles. La tumeur érectile artérielle grandit, s'étale en profondeur ; mouvement d'expansion , pulsations, frémissement catère ; elle diminue quand on la comprime, elle s'ulcère, saigne, puis il survient de l'inflammation et de la suppuration ; quant à la tumeur érectile veineuse, elle est plus rare, elle occupe le tissu cellulaire sous-muqueux et le voisinage des orifices, tel que les lèvres ou autour des vaisseaux variqueux et spongieux ; elle est bleuâtre, brunâtre ; au toucher pas de battements, elle augmente par les efforts.

247. D. Comment savoir qu'il y a épanchement dans les plèvres ?

R. A l'*égophonie*, à la diminution du murmure respiratoire.

248. D. Diagnostic entre pleurésie et pneumonie ?

R. Pneumonie : râle crépitant, bruit de souffle quand on a fait tousser le malade, bronchophonie, crachats marmelade d'abricot rouillés, visqueux, aérés, adhérents au vase, transparents ; *s'ils ne sont pas transparents,* c'est qu'ils sont mêlés à une bronchite : alors ils sont *mucoso-purulents*; à la dernière période, ils sont jus de pruneaux diffluents.

249. D. Quel jour l'éruption de variole?

R. Du troisième au quatrième jour.

250. D. Qu'annoncent les paralysies des membres inférieurs?

R. Des lésions de la moelle ; les hémiplégies annoncent des lésions de l'encéphale.

251. D. Quels sont les symptômes de pleurésie?

R. *Point de côté* au niveau du téton, douleur, toux sèche, le malade ne peut se coucher sur le côté sain ; diminution du bruit respiratoire, souffle tubaire, résonnance de la voix, frottement pleural, matité ; l'épanchement commence sur les côtés, diminution d'élasticité, bruit scodique à la succussion hippocratique, déformation de la poitrine.

252. D. Dans quel cas y a-t-il ascite?

R. Dans le cirrhose, dans l'affection carcinomateuse du foie, dans la péritonite tuberculeuse, dans la splénite, la fièvre intermittente, dans l'albuminurie, dans les affections du cœur, dans toutes les tumeurs du foie et pancréas.

253. D. Quels sont les caractères anatomiques de la maladie de Bright?

R. 1er degré : augmentation de volume ; le rein est rouge, congestionné ; 2e degré : mélange d'anémie et de congestion : 3e degré : décoloré jaune ; les mamelons disparaissent ; 4e atrophie, il forme comme un kyste avec graisse.

254. D. Dites les symptômes du diabétès ?

R. Soif, amaigrissement, urine considérable, perte de force, pas de transpiration; on reconnaît avec la potasse la présence du sucre, la lumière est déviée à droite.

255. D. Le frisson est-il plus violent dans la variole que dans la rougeole ?

R. Il est plus violent dans la variole.

256. D. Des trois fièvres éruptives, quelle est celle dont l'invasion est la plus courte?

R. C'est la scarlatine, ensuite la variole, ensuite la rougeole.

257. D. Quand sait-on que le pus se forme dans
une tumeur ?

R. Quand il y a fièvre, frisson erratique, douleurs pulsatives et gravatives.

258. D. Le squirrhe est-il rare dans l'enfance ?
R. Oui ; il n'apparaît que dans l'âge mûr, ou
la vieillesse.

259. D. Comment est la tumeur squirrheuse ?
R. Elle est dure, inégale, irrégulière, angu-
leuse.

260. D. Comment est la tumeur encéphaloïde ?
R. Elle est bosselée, lobuleuse, régulière, elle
adhère rarement avec la peau.

261. D. Du squirrhe ou de l'encéphaloïde, quelle
est la tumeur la plus volumineuse?
R. C'est l'encéphaloïde.

262. D. Quelle différence existe-t-il dans la marche
de ces deux affections ?

R. Le progrès est lent, continu, régulier dans
le squirrhe ; la marche est irrégulière dans
l'encéphaloïde et surtout beaucoup plus
rapide.

263. D. Quelle est celle de ces deux affections qui
présente des hémorrhagies ?

R. L'encéphaloïde.

264. D. Quelle est celle de ces tumeurs qui adhère
le plus facilement à la peau ?

R. Le squirrhe.

265. D. Comment se termine le squirrhe ?

R. Par la mort, suite d'ulcérations lentes et
régulières.

266. D. Que présente de remarquable à la dernière
période, l'encéphaloïde ?

R. Fluctuations, ulcérations, fongosités énor-
mes, champignons multiples.

267. D. Quelle est celle de ces deux maladies qui
est presque toujours solitaire ?

R. C'est le squirrhe.

268. D. En dernière analyse, comment savoir si
l'on a affaire à un cancer, à un kyste, à
une tumeur osseuse, ou à des engorgements ganglionnaires ?

R. Par une ponction exploratrice.

269. D. Si l'on ne peut distinguer à première vue
un ulcère cancéreux d'un ulcère scrofuleux ou syphilitique, que faut-il faire ?

R. Il faut demander au malade s'il y a eu des
cancéreux dans sa famille, voir s'il porte

déjà des traces de cancer sur une partie
du corps, s'il éprouve des douleurs lancinantes, s'il a des engorgements ganglionnaires, s'il y a altération de la consti-
tution ; et si c'est le testicule, l'utérus, le
rectum qui sont atteints, l'on peut affir-
mer avoir affaire à un cancer.

270. D. Quelles sont les causes de l'amblyopie,
indépendamment des causes externes ?

R. L'anémie, les pertes de sang, la maladie
de Bright, la glucosurie.

271. D. Quel est le poids de l'urine dans la glucosurie ?

R. Elle pèse 1040.

272. D. Qu'est-ce qui indique qu'une tumeur est
à la base du crâne ?

R. C'est la paralysie des muscles moteurs
oculaires communs.

273. D. Que produit le cancer du cerveau ?

R. Une céphalalgie très-intense, des paralysies et des convulsions uniformes.

274. D. A quel âge de la vie observe-t-on les tubercules cérébraux ?

R. Chez les enfants.

275. D. Quel est le siége de granulations du cerveau chez les enfants ?

R. La scissure de Sylvius et le cervelet.

276. D. Quelles sont les lésions que l'on observe
chez les personnes atteintes de phlegmatia albadolens.

R. L'oblitération des troncs veineux, surtout
au membre gauche.

277. D. Chez qui observe-t-on cette maladie ?

R. *Chez les phthisiques et les femmes en couches.*

278. D. Quels sont les symptômes de la paralysie
faciale ?

R. Le sourcil est abaissé, ainsi que la paupière supérieure ; le malade ne perçoit
plus les odeurs, il ne perçoit plus le goût
des aliments.

279. D. Qnelles sont les maladies qui donnent
lieu à l'ictére?

R. C'est la cirrhose et les calculs biliaires.

280. D. Qu'est-ce que l'ictére essentiel ?

R. C'est l'ictére spasmodique.

281. D. Qu'est-ce qui produit l'hématémèse ?

R. Ce sont les cancers et les ulcérations de
l'estomac.

282. D. Quels sont ses symptômes?

R. Refroidissement des extrémités, petitesse du pouls, vomissements de matières noires comme du marc de café.

283. D. Qnel est le diagnostic différentiel entre le testicule syphilitique, le testicule tuberculeux et l'hydrocèle?

R. Dans le testicule syphilitique l'épididyme a doublé et triplé de volume; il se trouve à la partie postérieure du testicule qui est enchâssé dans la tumeur comme un œuf dans un coquetier, ou *un gland dans sa capsule* (Velpeau). La tunique du testicule est inégale, *l'on sent des petites nodosités à sa surface*, insensibilité du testicule.— Dans le testicule tuberculeux, la tumeur est limitée et arrondie, ne présente ni *capsule* ni *nodosité*. Dans l'hydrocèle, le testicule est situé en haut et en arrière; il paraît plus petit, la tumeur est généralement transparente.

284. D. Comment est l'œil dans l'ophthalmie purulente syphilitique?

R. La paupière est tuméfiée, œdémateuse,

les cils, agglutinés. La cornée est nébu-
leuse, l'iris est légèremeut verdâtre, la
pupille est régulière, la conjonctive est
boursoufflée, kémosis phlegmoneux, la
conjonctive palpébrale est lie de vin,
granuleuse.

285. D. Est-ce une affection grave?

R. Oui, très-grave, car la cornée peut s'alté-
rer, se perforer ou tomber en gangrène,
ou être le siége d'une suppuration purulente.

286. D. Quel est le traitement?

R. Copahu ou cubèbe, 40 grammes par jour,
collyre au nitrate d'argent.

287. D. Comment savoir si l'on a affaire à une
colique saturnine ou non?

R. Si le malade a déjà eu antérieurement
des accidents saturnins, s'il a de la constipation, s'il a le *ventre rétracté*, s'il souffre
dans la région ombilicale et hypogas-
trique : de plus, ses gencives ont un
liséré bleu ardoisé; s'il a des crampes dans
les mollets, *paralysie des extenseurs*, l'ictère saturnin, s'il a des troubles du côté

de la vue, anestésie saturnine, colique sèche.

288. D. Qu'est-ce que l'impétigo?

R. C'est une maladie pustuleuse du cuir chevelu, c'est la gourme des enfants ; cette maladie s'accompagne souvent d'adénite.

289. D. Qu'est-ce qui accompagne souvent l'érysipèle du cuir chevelu ?

R. C'est l'engorgement des ganglions du cou.

290. D. Dites le traitement de la colique de plomb?

R. Contre la constipation : lavements au sulfate de soude et au séné, contre la douleur, opium et belladone contre le plomb, bains sulfureux, et pour enlever le sulfure de plomb qui s'est formé sur la peau, savonner avec savon noir; on continuera les bains sulfureux jusqu'à ce que le malade ait perdu sa teinte grisâtre. Pour boisson, limonade sulfurique.

291. D. Quel est le traitement de l'emphysème traumatique?

R. Profondes incisions, débrider largement,

ponctions; si l'emphysème n'est pas très-considérable, simple compression.

292. D. Qu'est-ce que l'œdème?

R. C'est l'infiltration de sérosité produite par l'arrêt de la circulation veineuse.

293. D. Quel est le traitement?

R. Ponction du membre, compression, fumigations aromatiques, bains de marc de raisin, toniques.

294. D. Dites les symptômes de l'hypertrophie du cœur?

R. Bruit de souffle à la pointe, mouvement du cœur tumultueux, voussure, le bord droit du cœur dépasse le bord droit du sternum, la pointe du cœur frappe au-delà du cinquième espace intercostal.

295. D. Dites les symptômes du phlegmon diffus?

R. Empâtement du membre; quand on fait une incision, le tissu cellulaire est plein de sérosité; *on le compare à de la peau de chamois*, quant à sa couleur.

296. D. Quel est le traitement?

R. Faire de larges incisions, compression méthodique.

297. D. Dites les symptômes de l'iritis syphilitique?

R. Iris décoloré, déformé; l'iritis est concomit-
tante avec les *accidents secondaires*. Ceux
de la peau, tels que: papules, plaques muqueuses, la vue obscurcie, *douleur sur le
sommet de la tête;* il y a presque toujours
une petite pustule (affection peu grave),
L'iritis s'accompagne presque toujours
de choroïdite, l'iris n'étant que la conti-
nuation de la choroïde.

298. D. Quel est le traitement?

R. Sangsues répétées à la tempe, onctions
mercurielles, calomel à doses fraction-
nées, 0,10 centigrammes divisés en vingt
paquets; instillation de sulfate d'atropine.

299. D. Dans la scarlatine, qu'est-ce qui accompagne le mal de gorge?

R. Ce sont *les adénites sous-maxillaires.*

300. D. Chez les adultes, quelle est la cause de la
rétention d'urine?

R. C'est le rétrécissement.

301. D. A quelle époque a lieu le gonflement de la face et des extrémités dans la variole ?

R. Au huitième jour, en même temps que la salivation, qui se monte de 2 à 3 litres.

302. D. A quelle époque, dans la fièvre typhoïde, se montrent les taches lenticulaires ?

R. Au premier ou deuxième septénaire.

303. D. A quelle époque les hémorrhagies intestinales ?

R. Vers le quatrième septénaire. C'est très-grave si elles arrivent à la fin de la maladie ; au commencement de la maladie, c'est moins grave.

304. D. A quelle époque arrivent les ulcérations dans la fièvre typhoïde ?

R. Vers le douzième jour.

305. D. Quels sont les symptômes de l'hémorrhagie intestinale ?

R. Le ventre se ballonne, devient noir ; la face devient pâle, le malade est froid et le pouls petit.

304. D. Les convulsions sont-elles dangereuses au premier septénaire ?

R. Non, mais au troisième ou au quatrième;
car, alors, il y a *ulcération,* et la perforation peut avoir lieu, ainsi que les hémorrhagies.

305. D. Comment se divisent les plaies du cou?

R. En plaies pénétrantes et non pénétrantes,
longitudinales et transversales ; il y a
aphonie si elles sont pénétrantes.

306. D. Quels sont les symptômes des affections
tuberculeuses du testicule?

R. Tumeur dure; au commencement, indo-
lente, bosselée; *nodosité sur le canal défé-
rent.*

307. D. Quelles sont les causes de l'hématurie?

R. Hémorrhagie rénale, urétrale, vésicale.
— La cause de l'hémorrhagie vésicale,
c'est la présence d'un calcul dans la vessie,
une blessure, un cancer.

308. D. S'il y a un caillot dans la vessie, quels se-
ront les symptômes?

R. Disurie, mixtion douloureuse; par suite
d'hématurie, les malades meurent des
accidents fébriles qui accompagnent la
cystite; ils meurent d'anémie.

4.

309. D. La vision est-elle troublée dans l'iritis syphilitique?

R. Oui, s'il y a des fausses membranes dans
le champ pupillaire, ou s'il y en a dans la
choroïde; mais par le traitement l'on en
vient à bout.

310. D. Quelle différence y a-t-il entre l'emphysème vésiculaire et l'emphysème interlobulaire?

R. Dans l'emphysème vésiculaire, les vésicules sont seulement dilatées; dans l'emphysème interlobulaire, elles sont *rom-
pues, déchirées.*

311. D. L'emphysème est-il dangereux dans la
jeunesse?

R. Non, mais chez les vieillards.

312. D. Quel est le mécanisme de l'emphysème?

R. Ce qui produit la rupture des vésicules,
c'est l'occlusion de la glotte qui comprime l'air dans les vésicules et les fait
rompre.

313. D. Dans quelle maladie trouve-t-on de l'albumine dans les urines?

R. Dans l'éclampsie, les maladies de cœur, la scarlatine.

314. D. Comment sont les urines à la fin de la scarlatine?

R. Elles sont albumineuses et sanguinolentes.

315. D. A quoi est due la ganglionite du creux de l'aisselle?

R. Aux sueurs abondantes de cette région très-souvent.

316. D. Qu'est-ce que la phlébite adhésive?

R. C'est l'oblitération de la veine.

317. D. Qu'est-ce que la *phlegmatia albadolens ?*

R. C'est l'œdème douloureux des membres inférieurs.

318. D. Comment se comporte la hernie crurale ?

R. Elle passe par l'anneau crural et perfore le *fascia cribliformis;* elle remonte dans l'aine, où elle forme une tumeur; *elle n'a pas d'épiploon;* elle est plutôt intestinale qu'épiplocile.

319. D. Quelle est la hernie qui se gangrène le plus facilement?

R. C'est la hernie crurale; elle est plus grave que l'inguinale, parce que, n'ayant pas d'épiploon, les intestins supportent seuls l'effort des contractions.

319. D. Qu'est-ce que l'enchondrome ?

R. C'est une tumeur cartilagineuse qui se développe dans les os ; les enchondromes ont leur siége principalement dans les petits os, orteils, phalanges ; les enchondromes se forment souvent dans les testicules.

320. D. Comment se divisent les paralysies ?

R. En essentielles et en symptomatiques.

321. D. Dans la paralysie saturnine quels sont les muscles qui sont pris ?

R. Les *extenseurs*.

322. D. Dans la dyssenterie quelle est l'anatomie pathologique ?

R. Boursouflement, ulcération, desquammation, quelquefois dépouillement complet de la membrane muqueuse.

323. D. Qu'amène le ramollissement gélatiniforme de l'estomac?

R. Il amène : vomissements , *diarrhée verdâtre*, amaigrissement très-rapide.

324. D. Comment Piorry appelle-t-il les maladies
du sang causées par les matières pu-
trides ?

R. Sceptiosémie.

325. D. Faites la description d'une attaque d'apoplexie ?

R. Le malade est pris *de vertige*, il jette un
cri, perd connaissance, tombe dans une
rigidité tétanique qui dure 2 secondes,
puis mouvements saccadés et convulsions
cloniques, le malade se mord la langue,
les yeux sont convulsés, après il ne se rap-
pelle plus de rien.

326. D. Dans quel cas le pouls est-il intermittent ?

R. Dans le cas de lésion de la valvule mitrale.

327. D. Quelle différence y a-t-il entre le caillot
de la fièvre typhoïde, et celui du rhumatisme ?

R. Dans la fièvre typhoïde *il est mou, diffluent* ;
dans le rhumatisme il est dur, contracté,
avec augmentation de la fibrine.

328. D. Dans quelle partie du cerveau se trouvent
les tubercules ?

R. A la grande scissure de Sylvius.

329. D. Dans quelle partie du cerveau ont lieu les hémorrhagies cérébrales?

R. Dans la couche optique et le corps strié.

330. D. Dans l'érysipèle la rougeur s'efface-t-elle sous le doigt?

R. Oui.

331. D. Qu'est-ce qui accompagne la stomatite mercurielle?

R. La sueur, la diarrhée et le ptyalisme.

332. D. Au bout de combien de temps se manifeste la stomatite mercurielle?

R. Au bout de deux à trois jours.

333. D. Comment administre-t-on le calomel?

R. 0,10 cent. en 20 paquets. purg. 50 c.

334. D. Dites les symptômes de l'érysipèle?

R. Relief, rougeur se transformant en jaune-brun bien limitée, douleur tensive, chaleur âcre, mordicante, gonflement, fièvre.

335. D. Quel siége occupe l'érysipèle?

R. La vulve, les bourses, le prépuce, les paupières; la peau est lisse et *vésiculeuse ou bulbeuse*; la durée est de 8 jours, mais l'érysipèle peut durer plusieurs semaines,

la peau se couvre de croûtes, d'écailles,
suppure, s'abcède.

336. D. Combien y a-t-il d'érysipèles?

R. Il y a l'érysipèle fixe et serpgineux, erratique et phlegmoneux.

337. D. Qu'est-ce que l'érysipèle phlegmoneux?

R. Il n'est autre chose que le phlegmon diffus.

338. D. Que devient un caillot dans la couche optique?

R. Le serum du sang est absorbé, la fibrine reste et il se forme un kyste autour du kiste le cerveau est *jaune, ramolli, infiltré de sérosité.*

339. D. Quels sont les symptômes de l'hémorrhagie cérébrale?

R. Perte de connaissance, de sentiment, de mouvement.

340. D. Quelle différence entre l'hémorrhagie et la congestion?

R. Dans la congestion l'individu recouvre plus facilement connaissance.

341. D. Quels sont les symptômes de l'étranglement?

R. 1° Irréductibilité, augmentation de consistance, douleur, *vomissements, constipation.*

342. D. Quelle est la cause de la fissure à l'anus ?

R. C'est la contracture ou l'ulcération.

343. D. Dites les symptômes de la péricardite ?

R. Pas de bruit de souffle, augmentation de matité, voussure à la région précordiale, anxiété, douleur beaucoup plus aiguë que dans l'endocardite.

344. D. Si l'on entend le bruit de frottement, le bruit de cuir neuf, qu'est-ce que cela indique ?

R. Cela indique que la péricardite est ancienne et que le liquide est résorbé.

345. D. Si l'on entend en même temps le bruit de souffle, quel signe est-ce ?

R. C'est le signe que l'on a à faire à une péricardite et à une endocardite.

346. D. Quelles sont les conséquences de la péricardite et de l'endocardite ?

R. Ce sont les douleurs rhumatismales.

347. D. A quel âge a lieu le rhumatisme aigu ?

R. Pendant la jeunesse et la virilité; il n'a pas lieu après quarante ans.

348. D. Dites le traitement?

R. Ventouses scarifiées ou sèches, digitale en poudre 05 c. par pilule, 2 ou 3 par jour; infusion 19 c. dans 500 gr. d'eau; teinture de digitale en friction; plus tard, large vésicatoire.

349. D. Quel est le traitement de l'érysipèle?

R. Vomitif purgatif, pas de cataplasme, onctions mercurielles, boissons chaudes, diaphorétiques.

350. D. Quel est le siége du furoncle?

R. Le furoncle a son siége dans le tissu cellulaire sous-cutané, il se termine par suppuration; il y a rarement un seul furoncle; le furoncle n'est pas une maladie locale, mais générale.

351. D. Dites le traitement?

R. Pas d'incision, à moins qu'il ne soit très-douloureux; cataplasmes, bains, onguent de la mer; on peut faire avorter le furoncle en le piquant avec la lancette et en le cautérisant au nitrate d'argent.

352. D. Qu'est-ce que le clou ou furoncle?

R. Tumeur rouge foncé, violette. Au sommet, une petite vésicule jaunâtre, au bout de huit jours toute la tumeur est jaune, dans l'intérieur se trouve le bourbillon qui sort quand on comprime la tumeur sous forme de petite masse grisâtre.

353. D. Quel est le caractère de la première période de l'anthrax ?

R. C'est une tumeur composée de plusieurs furoncles à la fesse, à la nuque, au dos; c'est le charbon bénin; on le trouve chez les individus vieux débilités; il n'a pas une forme pyramidale, mais il est large comme la main, lisse, livide, dur, accompagné de douleurs brûlantes.

354. D. Quel est le caractère de la deuxième période de l'anthrax?

R. Suppuration, soulèvement de l'épiderme, empâtement; la tumeur est molle, supportée par un pourtour dur; elle présente beaucoup de pertuis d'où sortent beaucoup de gouttelettes comme d'un mame-

lon, puis bourbillon, la peau se décolle,
le derme alors est criblé de trous ressem-
blant à un guêpier.

355. D. Dans quel cas l'anthrax peut-il donner la
mort ?

R. Surtout lorsqu'il occupe le tronc.

356. D. Dites le traitement ?

R. Bains, incisions très-grandes, vomitifs,
cautérisation.

357. D. Chez les enfants quelle est la cause de la
rétention d'urine ?

R. Les calculs, qui sont très-communs.

358. D. L'emphysème est-il toujours dangereux ?

R. Non, quand il est borné à un lobule; mais
il y a suffocation quand il est accompagné
d'une bronchite.

359. D. Quel est le traitement des névralgies,
sciatiques ?

R Ventouses, vésicatoires, bains sulfureux,
éméto-cathartique.

360. D. Quelle est la durée de la sciatique ?

R. Au moins six semaines.

361. D. Comment débute le cancer de l'estomac ?

R. D'abord embarras gastrique, constipation.

362. D. Comment est la membrane muqueuse, est-elle la première envahie dans le cancer de l'estomac ?

R. Non, c'est d'abord le tissu cellulaire sous-muqueux, puis ensuite la muqueuse s'ulcère aussi elle-même.

363. D. Quel est du cœur droit ou du cœur gauche celui qui est le plus souvent malade ?

R. C'est le cœur gauche et surtout l'orifice auriculo-ventriculaire gauche.

364. D. Quel sont les organes qui peuvent contenir des calculs ?

R. La vessie, le rein, le foie, peuvent contenir des calculs.

365. D. Combien y a-t-il de formes de fièvre pernicieuse ?

R. La forme algide, diaphorétique, comateuse, hémorrhagique, syncopale avec délire et convulsions.

366. D. Qu'est-ce qu'une fièvre sub-intrante ?

R. C'est celle dont les accès se confondent en se rapprochant.

367. D. Dans quelle fièvre éruptive la chaleur de
la peau est-elle la plus grande?
R. Dans la scarlatine.

368. D. Quelle peut-être la conséquence d'une
angéioleucite?
R. Ce sont des abcès très-petits, très-circons-
crits, isolés, qui peuvent en être la conséquence.

369. D. Par quoi est caractérisée la fracture du
péroné ?
R. Par une douleur très-vive au point fracturé et par une mobilité de latéralité.

370. D. Comment s'appelle la petite seringue qui
sert à injecter du sulfate d'atropine dans
le cas de névralgie?
R. La seringue de Pravaz.

371. D. Quelle dose d'atropine?
R. 30 centigrammes pour 30 gram. d'eau,
chaque révolution d'un quart de tour
donne une goutte ou injecte deux gouttes
sur la partie du nerf malade.

372. D. Quand y a-t-il fièvre intermittente, selon
M. Piorry ?

R. Quand la rate dépasse 4 centimètres à la percussion, c'est-à-dire, quand elle mesure 4 cent. 1|2, 5, 6, et au-delà.

373. D. Quand on veut percuter la rate, comment s'y prend-on ?

R. Il faut percuter en suivant une ligne qui partirait de l'aisselle et qui aboutirait à la crête iliaque (Piorry).

374. D. Dans quels cas la rate augmente-t-elle de volume ?

R. 1° Dans les fièvres paludéennes intermittentes ou rémittentes ; 2° dans les fièvres hectiques suite d'une longue maladie ; 3° dans la fièvre typhoïde qui s'accompagne d'intermittence ou de rémittence.

375. D. Comment divise-t-on les abcès ?

R. En abcès chauds et abcès froids.

376. D. Comment divise-t-on les abcès froids ?

R. En symptomatiques, idiopathiques ; les abcès symptomatiques dépendent d'une altération des os, les abcès idiopathiques dépendent d'une maladie constitutionnelle, telle que syphilis, scrofule.

377. D. Quelles sont les tumeurs que l'on peut confondre avec les abcès froids?

R. Ce sont les kystes, les encéphaloïdes ramollis, les lipomes.

378. D. Quelles sont les différentes blépharites?

R. Les blépharites simples, ciliaires, granuleuses qui se montrent surtout chez les enfants et les adultes.

379. D. Comment ont lieu les fractures de la mâchoire inférieure ?

R. Elles ont lieu presque toujours par cause directe, soit à l'apophyse coronoïde, soit au bord alvéolaire, soit au corps ; au bord alvéolaire, elles peuvent avoir lieu par arrachement d'une dent.

380. D. Quels sont les signes de la fracture du radius ?

R. Dos de la fourchette en arrière, douleur à 2 centimètres au-dessus de l'articulation, saillie du fragment supérieur sur le fragment inférieur en avant. La main est tournée en dehors ; les muscles radiaux font saillie, l'apophyse styloïde du radius est sur le même plan que celle du cubitus.

381. D. Qu'est-ce que la grenouillette ?

R. C'est une tumeur développée sur le plancher de la bouche ; son siége est dans le canal de Warton, dilaté, ou un kyste muqueux ; enfin, elle peut avoir lieu dans les bourses séreuses de Fleichmann ; son liquide est épais, filant, jaunâtre.

382. D. Qu'est-ce qu'un ictère hémorrhagique grave ? comment est-il caractérisé ?

R. Par la teinte jaune, verdâtre, de la peau ; par des ecchymoses nasales, buccales, digestives ; alors hémathémèses de matières qui ressemblent à de la suie ou marc de café ; les malades rendent par les selles un sang altéré noirâtre.

383. D. Y a-t-il dans cette maladie beaucoup de fièvre ?

R. A peine de mouvement fébrile, s'exaspérant par intervalle.

384. D. Quels sont les symptômes de la fièvre gastrique ?

R. Perte d'appétit, dyspepsie, vomissements, langue saburralle.

385. D. Comment sont les matières dans la dyssenterie ?

R. Elles sont mucoso-sanguinolentes, comme
des raclures de boyaux.

386. D. Quelles sont les lésions de la muqueuse
intestinale dans cette maladie ?

R. Les lésions sont des ulcérations; la muqueuse est rouge, boursouflée, injectée;
les ulcérations sont taillées à pic, elles
entament la muqueuse et le tissu cellulaire sous-cutané; elles se trouvent dans
toute la longueur du gros intestin. Symptômes : douleur, tenesme sans résultat,
langue rouge.

387. D. Combien y a-t-il d'espèces de dyssenteries ?
R. Trois : aiguë, chronique et épidémique.

388. D. Comment se divise la dyssenterie aiguë ?
R. En bénigne et en grave; dans la grave, le
pouls tombe, le malade est glacé et meurt
dans l'algidité.

389. D. Quel est le traitement ?
R. Ipeca en poudre, à la dose de 2 grammes,
avec 50 centigrammes de calomel dans

un julep; M. Piorry fait en outre laver l'intestin sept à huit fois par jour.

390. D. Quand connaît-on que la dyssenterie diminue?

R. Quand les selles, de blanches qu'elles étaient, redeviennent jaunes, c'est signe que le flux bilieux est revenu.

391. D. Comment distingue-t-on l'entorse de la fracture?

R. C'est que dans l'entorse il n'y a pas de crépitation, et que l'ecchymose n'est pas à comparer à celle de la fracture.

392. D. Quel est le diagnostic différentiel entre la bronchite, la phthisie et l'emphysème au commencement ?

R. Dans la phthisie, il y a peu de matité au sommet du poumon, et fièvre la nuit avec sueurs. Dans la bronchite il y a râles muqueux, sibilants, souscrépitants. Dans l'emphysème, il y a râle ronflant, cœur dilaté, cyanose, jambes infiltrées.

393. D. Dans quels cas ont lieu les hémorrhagies intestinales ?

R. Dans la dyssenterie, la fièvre typhoïde, la fièvre jaune, la rougeole, la variole, la scarlatine, les ulcères et les cancers.

394. D. Comment se divise la stomatite ?

R. En érythémateuse, aphtheuse, diphtéritique, ulcéromembraneuse.

395. D. Décrivez-moi les phénomènes qui accompagnent l'entorse ?

R. Immédiatement après l'accident, il y a douleur; puis, un quart d'heure après, la douleur cesse; puis, six ou sept heures après, impossibilité de mouvement.

396. D. Le pronostic de l'entorse est-il grave ?

R. Non, à moins que la personne soit scrofuleuse, chlorotique ou tuberculeuse.

397. D. Quel est le signe de la fracture du péroné ?

R. Crépitation, douleur vive *au point fracturé,* ecchymose considérable, mobilité anormale et latérale, coup de hache en dehors.

398. D. Comment reconnaît-on l'hydropneumothorax ?

R. Si le malade ne respire qu'assis; si l'on entend le tintement métallique; s'il y a du râle sibilant, que le murmure respiratoire soit très-affaibli ; à la percussion, si l'on obtient de la sonorité exagérée et de la tympanité au sommet du poumon ; les tuberculeux sont sujets à cette maladie.

399. D. Comment M. Piorry appelle-t-il la vérole ?

R. Une syphiliosémie ; le sang étant pour lui le réservoir de toutes les infections virulentes, il est la cause, dans cette maladie, de l'altération de la peau et des muqueuses, par conséquent de la roséole des plaques muqueuses, des tubercules plats, etc.

400. D. De quel bandage se sert-on dans la fracture simple du maxillaire inférieur ?

R. Du bandage en fronde ; il est percé au milieu pour laisser passer le menton : on met un morceau de liége entre les dents du malade.

401. D. Comment est le foie dans la cirrhose ?

R. Il est atrophié, ratatiné, plissé, dégénéré en substance jaune ; l'organe ne fonctionne plus.

402. D. Quelles sont les conséquences de la cirrhose ?

R. Infiltration des membres, épanchement
dans les cavités, surtout l'ascite.

403. D. Un individu a un abcès à la fesse, il n'en
souffre pas beaucoup, il date de l'enfance : a-t-on à faire à un abcès chaud
ou froid ?

R. A un abcès froid. — Mais de quelle nature
sera cet abcès? Si l'on trouve quelques tumeurs du côté de la colonne, et si, en in-
troduisant le stylet dans l'abcès, on sent
qu'il remonte vers le rachis, l'on a affaire
à un abcès par congestion.

404. D. Quel est le caractère anatomique de la
pustule maligne ?

R. C'est une vésicule supportée par une
escarre noire, laquelle est supportée par
une induration entourée d'une aréole vésiculeuse.

405. D. Quelle différence y a-t il généralement
entre la tumeur du squirrhe et celle de
l'encéphaloïde?

R. C'est que le squirrhe forme des tumeurs
aplaties, et celles de l'encéphaloïde sont
arrondies.

406. D. Signes de la fracture du col du fémur ?

R. La pointe du pied est tournée en dehors, raccourcissement; augmentation du volume de la cuisse; âge avancé du malade; le malade ne peut se relever ni soulever sa jambe.

407. D. Comment mesure-t-on le raccourcissement de la jambe?

R. On mesure depuis l'épine iliaque antérieure et supérieure jusqu'à la malléole externe.

408. D. Faire le diagnostic différentiel de la scarlatine et de la rougeole?

R. La scarlatine se manifeste d'abord sur les membres, puis sur le tronc, tandis que la rougeole commence son exanthème sur le visage; ensuite, il n'y a pas de maladie dans laquelle la température soit plus élevée que dans la scarlatine : 38, 40 et même 41 degrés; la langue est rouge, hérissée, puis se dépouille dans la scarlatine, ce qui n'a pas lieu dans la rougeole; il y a ensuite bien plus de vomissements dans la scarlatine que dans les autres exanthèmes, et les urines sont albumineuses.

409. D. Combien dure la période exanthémateuse dans la scarlatine?

R. Quatre jours en tout; la langue perd son épithélium, après avoir été couverte d'un enduit pultacé les premiers jours.

410. D. Combien dure la desquammation dans la scarlatine?

R. Douze à quatorze jours.

411. D. Quelle est l'éruption qui accompagne presque toujours l'exanthème de la scarlatine?

R. Une éruption vésiculeuse, qui a surtout son siége aux articulations.

412. D. Quelle sensation éprouve-t-on quand on passe la main sur les exanthèmes dans la scarlatine?

R. La sensation d'une langue de chat.

413. D. Quelle est la durée de la suppuration dans la variole?

R. Depuis le septième jusqu'au douzième jour.

414. D. Quelle est la durée de la desquammation ?

R. Elle est indéfinie.

415. D. Quelle est la durée de la période d'invasion dans la variole ?

R. Deux jours.

416. D. La période de papulation et de vésiculation, combien de temps dure-t-elle dans la variole ?

R. Quatre jours.

417. D. Et la période de suppuration ?

R. Cinq à six jours.

418. D. Où est placé le testicule dans l'hydrocèle ?

R. En haut et en arrière.

419. D. En quoi diffère l'hydrocèle simple de l'hydrocèle multiple ?

R. En ce que l'hydrocèle multiple ou à cloison est bilobé et ensuite moins confluent que le simple.

420. D. A quoi donne lieu la pleurésie, souvent du côté des espaces intercostaux ?

R. A une névralgie intercostale.

421. D. Pour constater la présence de l'albumine dans les urines, jusqu'à quel degré faut-il la faire chauffer ?

R. Jusqu'à 70 degrés.

422. D. Comment est le pouls dans la fièvre typhoïde ?

R. Il est dicrote et rebondissant.

423. D. Du côté de la poitrine, qu'entend-on dans
la fièvre typhoïde ?

R. Le râle sibilant.

424. D. Comment est le ventre ?

R. Ballonné, et gargouillement dans la fosse
iliaque droite.

425. D. Comment est la langue ?

R. Elle est sèche.

426. D. Dans le rétrécissement de l'orifice mitral,
qu'entend-on à l'auscultation ?

R. Un bruit de souffle à la pointe et au
deuxième temps.

427. D. Comment est le pouls dans le rétrécissement de l'orifice mitral ?

R. Il est tumultueux et intermittent.

428. D. Dans le rétrécissement de l'aorte, comment est le pouls ?

R. Il est petit et irrégulier.

429. D. Où entend-on le bruit de souffle dans le
rétrécissement de l'aorte ?

R. On l'entend à la base du cœur et au premier temps.

430. D. Quelle est la maladie organique du cœur qui est la conséquence du rétrécissement de l'aorte ?

R. L'hypertrophie du cœur.

431. D. Quelle est la conséquence du rétrécissement ou d'une insuffisance de l'orifice mitral ?

R. Ce sont des hémoptysies, dans lesquelles le sang est rutilant, mousseux, comme dans l'hémorrhagie bronchique.

432. D. Quel jour commence le gonflement de la face dans la variole ?

R. Le huitième jour, et il atteint son maximum le dixième et onzième.

433. D. Qu'est-ce que les Anglais appellent la variole cornée?

R. C'est une variole modifiée par le vaccin ; elle ne présente pas de tuméfaction à la face, et les pustules prennent la forme de petites cornes, ce qui a fait donner à la maladie son nom ; c'est, en un mot, notre variole discrète.

434. D. Quelle est la cause la plus ordinaire des abcès par congestion?

R. C'est une carie des vertèbres lombaires; le pus fuse à travers la gaîne du psoas; il va au pli de l'aine, ou bien il fuse dans la région lombaire ou iliaque.

432. D. Quelles sont les parties du cerveau les plus sujettes aux hémorrhagies?

R. C'est la couche optique et le corps strié, parce que c'est le centre cérébral.

463. D. Combien d'espèces d'hémorrhagies cérébrales?

R. Deux: les hémorrhagies par foyer et les hémorrhagies capillaires. L'hémorrhagie capillaire s'appelle ramollissement rouge; le cerveau a l'aspect d'une fraise écrasée.

434. D. Qu'amène après elle l'hémorrhagie capillaire?

R. Des phénomènes de contracture.

435. D. Qu'amène l'apoplexie par foyer?

R. Une paralysie générale et totale.

436. D. Quels sont les premiers effets de la phlébite?

R. C'est la concrétion du sang, son arrêt,
l'oblitération de la veine, et, par conséquent, la transsudation du sang dans les
tissus environnants, d'où œdème, hémorrhagie et érysipèle.

437. D. Suffit-il qu'il y ait du pus dans le sang pour
qu'il y ait infection putride?

R. Non, il faut encore que le pus soit décom-
posé, altéré.

438. D. Comment divise-t-on la cataracte?

R. En cataracte dure, cataracte molle, cataracte capsulaire, cataracte du cristallin.

439. D. Comment distingue-t-on une cataracte
dure d'une cataracte molle?

R. La cataracte dure est plus petite et commence par le centre du cristallin ; la cataracte molle est plus grande et commence
par la circonférence. Cette dernière se
laisse bien plus facilement écraser sous
les doigts que la première.

440. D. Quels sont les panaris qui exposent le plus
à la nécrose ; sont-ce ceux de la deuxième
ou de la troisième phalange?

R. Ce sont ceux de la troisième phalange, parce qu'il n'y a pour protéger le périoste de cette phalange contre le pus que la pulpe du doigt et le tissu cellulaire, tandis qu'à la seconde, le pus rencontre la gaîne des tendons avant d'atteindre le périoste (Velpeau).

441. D. Que vaut-il mieux, dans une fièvre éruptive, avoir un pouls plein et fort, ou bien un pouls petit?

R. Il vaut mieux un pouls plein et fort.

442. D. A quoi donnent lieu les abcès par congestion?

R. A des fistules intarissables, à la fièvre hectique et à une diarrhée colliquative.

443. D. Quels sont les symptômes de l'orchite blennorrhagique?

R. Le testicule est gonflé, douloureux, chaud, élancements dans l'aine; l'épididyme est plus gros et bosselé; sérosité dans la tunique vaginale.

444. D. Quels sont les caractères les plus importants du testicule syphilitique?

R. *Il est rugueux* et présente de petites saillies au toucher.

445. D. Quels sont les accidents qui peuvent compliquer les fractures de la jambe?

R. Ce sont des hémorragies très-graves, à cause de l'artère tibiale postérieure et péronière, qui sont voisines.

446. D. Quels sont les autres accidents qui peuvent compliquer les fractures d'une manière générale?

R. 1º Les hémorrhagies ; 2º les nerfs peuvent être lésés, d'où paralysie; 3º la présence d'un corps étranger; 4º emphysème de la plaie ; 5º délire ; 6º le coma ; 7º infection purulente.

447. D. Quel est l'agent le plus fréquent de l'étranglement dans la hernie?

R. L'anneau, et surtout le collet.

448. D. Comment s'étranglent les hernies inguinales ?

R. Par le collet.

449. D. Comment s'étranglent les hernies crurales ?

R. Par l'anneau du cribliformis.

450. D. Quelle est la hernie inguinale la plus commune?

R. C'est la hernie inguinale externe.

451. D. Comment débride-t-on la hernie inguinale externe?

R. En dehors, pour éviter de couper l'artère épigastrique qui est en dedans.

452. D. De la hernie inguinale ou de la hernie crurale, quelle est celle qui s'étrangle le plus facilement?

R. C'est la crurale, parce que son anneau est plus petit et qu'il se durcit plus vite.

453. D. Dans la variole, quand commence l'ombilication des vésicules?

R. Le septième jour de la maladie.

454. D. Quand commence la suppuration?

R. Le huitième jour, et elle dure jusqu'au douzième.

455. D. Quand commence la desquammation?

R. Le douzième jour et dure jusqu'au vingtième.

456. D. Quelle est la cause du purpura hemorrhagica?

R. L'appauvrissement du sang.

457. D. Comment sont les parois du kyste hyda-
tilde du foie?

R. Elles sont fibreuses et très-épaisses.

458. D. Comment distinguer une tumeur quel-
conque d'une tumeur qui provient d'une
carie ou d'une nécrose?

R. C'est que ces dernières sont fixes et non
mobiles; on le comprend, puisqu'elles
sont engendrées par l'os, elles font corps
avec lui.

459. D. Comment distinguer un kiste d'une hypertrophie?

R. C'est par la fluctuation; car sans cela les
deux tumeurs sont lisses et impossibles à
distinguer.

460. D. Pourquoi un kyste hématique est-il dangereux?

R. Parce qu'on ne peut arrêter l'hémorrhagie.

461. D. Quels sont les symptômes de la leucocythémie?

R. Hypertrophie des ganglions lymphatiques
et hypertrophie de la rate et du foie, ainsi
que des glandes de Peyer, l'anémie, l'ana-
tarque et les hémorrhagies.

462. **D.** Quelles sont les lésions anatomiques du sang dans la leucocythémie?

R. L'abaissement du nombre des globules rouges qui, de 130 tombent à 45, et dans l'augmentation du nombre des globules blancs qui sont aux globules rouges dans le rapport de 2 à 1.

463. **D.** Si l'on respire fortement et rapidement, le cœur et le foie augmentent-ils ou diminuent-ils de volume (Piorry)?

R. Ils diminuent de volume.

464. **D.** Vaut-il mieux avoir un nerf sectionné par une balle ou par un coup de sabre?

R. Il vaut mieux que ce soit par un coup de sabre, parce qu'on peut espérer une réunion par première intention, et la sensibilité et le mouvement peuvent se rétablir, tandis que par une balle il y a suppuration, et les deux bouts du nerf ne peuvent se souder; d'où paralysie.

465. **D.** Quel est le symptôme de la tumeur blanche syphilitique du genou?

R. Le genou est gonflé, douloureux; il y a de la fluctuation des deux côtés du liga-

ment rotulien ; le malade a des syphilides ;
il y a déformation de l'os, qui est renflé ;
il y a des fongosités ; la synoviale est
épaissie, plus vasculaire.

466. D. Par quoi se caractérise l'encéphalopathie
saturnine ?

R. Par la paralysie de la langue. Chimique-
ment, on trouve, à l'autopsie, du plomb
dans le cerveau, qui est induré, hypertrophié. L'encéphalopathie produit des
troubles de la vision, amaurose, stra-
bisme, trouble des fonctions intellec-
tuelles, délire furieux.

467. D. Qu'appelle-t-on ophthalmie scrofuleuse ?

R. C'est l'ulcération de la cornée ou l'ophthalmie pustuleuse, ou la blépharite granuleuse ciliaire.

468. D. Qu'est-ce que le pannus ?

R. C'est l'opacité de la cornée, produite par
une infinité d'ulcères, avec une vascula-
risation plus grande.

469. D. Quand s'entend le souffle tubaire dans la
pneumonie, est-ce à l'inspiration ou à
l'expiration ?

R. C'est à l'expiration.

470. D. Quand vient la phlegmatia albadolens?

R. A la suite de couches, ou de phthisie, ou de cancer.

471. D. Dans le cas de phlegmon, soit au talon, soit à la troisième phalange, que faut-il faire?

R. Il faut ouvrir très-promptement, de crainte de carie.

472. D. Dans le cas d'un abcès du creux de la main, faut-il ouvrir de suite?

R. Oui, parce qu'à cet endroit la peau est collée sur les aponévroses et qu'il n'y a pas de tissu cellulaire; il n'en est pas de même quand l'abcès occupe l'éminence thénar ou hypothénar.

473. D. Dans l'endocardite, que trouve-t-on à l'autopsie?

R. Des fausses membranes et des caillots qui contiennent du pus.

474. D. Quels sont les signes de l'endocardite?

R. Voussure de la région précordiale, matité plus étendue, bruit de souffle au niveau de l'orifice auriculo-ventriculaire.

475. D. Souffre-t-on dans l'endocardite?

R. Il n'y a pas de douleur, parce que le cœur n'a pas de nerfs sensibles.

476. D. Quelle est la plus fréquente des luxations de la hanche?

R. C'est la luxation ilioischiatique.

477. D. Comment distingue-t-on la cataracte lenticulaire de la capsulaire?

R. Quand on approche une bougie de l'œil à l'état normal, on voit trois images; dans la cataracte capsulaire, on n'en voit qu'une, et, dans la lenticulaire, deux.

478. D. Comment distinguer l'amaurose de la cataracte, quand celle-ci n'est pas visible?

R. C'est que, dans l'amaurose, le malade ne voit pas de phosphenes, tandis que dans la cataracte ils persistent.

479. D. Avec quoi essaye-t-on l'urine dans l'ictère?

R. Avec l'acide azotique l'urine devient verte, et, si on la fait chauffer, elle se noircit.

480. D. Quelle est la dimension du foie à l'état sain, et quelle est sa dimension dans la cirrhose?

R. A l'état sain, il a 14 centimètres, et, dans la cirrhose, 12.

481. D. Quelle espèce de cancer trouve-t-on le plus souvent dans le foie?

R. Le cancer encéphaloïde, et il est souvent dans un kyste.

482. D. Nommez quelques espèces d'hydarthrose?

R. Il y a l'hydarthrose aiguë, chronique, blennorrhagique, et l'hydarthrose, suite d'artrite.

483. D. Quels sont les différents traitements employés contre l'ongle incarné ?

R. La cautérisation par la potasse ou bien accumuler des bourdonnets de charpie sous le bord de l'ongle, ou bien arracher l'ongle après l'avoir fendu sur la surface ; appliquer un pansement simple ; détruire la matrice de l'ongle ; dans tous les cas l'on applique de la glace et du sel marin pendant cinq minutes, le doigt devient blanc, insensible, et l'on opère sans douleur.

484. D. Combien de temps dure l'invasion de la rougeole ?

6.

R. Le moins, cinq jours.

485. D. Comment sont les crachats dans la pneumonie?

R. Ils sont visqueux, comme gélatiniformes, tremblotants, adhérents au vase de manière qu'on peut le retourner sans qu'ils se renversent; ils sont très-souvent rouillés.

486. D. Quand une pneumonie s'accompagne d un point de côté, à quoi a-t-on à faire?

R. A une pleuropneumonie.

487. D. Comment sait-on qu'il y a résolution dans la pneumonie?

R. Quand la fièvre tombe, que la peau est moins chaude, que le malade respire mieux, qu'il est dans un bien-être comparativement, qu'il y a du râle crépitant de retour, râle humide, l'on peut dire qu'il y a vingt-quatre heures que la résolution a commencé.

488. D. Dans la cirrhose comment est l'urine?

R. Quand on la traite à chaud avec l'acide nitrique, elle devient brune, noirâtre.

489. D. Quel est le traitement de l'hydrocèle?

R. Ponction, injection iodée.

490. D. Au bout de combien de temps a lieu la guérison?

R. Au bout de huit jours.

491. D. L'érysipèle vient-il spontanément?

R. Non ; presque toujours il a une cause traumatique, une lésion si petite qu'elle soit, une simple écorchure au nez ; aussi, la lésion passe-t-elle bien souvent inaperçue.

492. D. Que produit le sulfate de quinine sur la rate (Piorry) ?

R. Il la fait diminuer.

493. D. Où se fait la ponction de la vessie?

R. Sur la ligne médiane au-dessus du pubis. Elle se fait avec un trois-quarts gros et courbe ; aussitôt qu'on est dans l'intérieur de la vessie, l'urine sort.

494. D. Que produit la fracture de la base du crâne?

R. Un écoulement de sang par l'oreille.

495. D. Qu'est-ce que le croup ?

R. C'est une laryngite pseudomembraneuse caractérisée par des quintes de toux et des vomissements avec rejet de fausses membranes.

496. D. Combien y a-t-il d'espèces de panaris ?

R. Il y a le panaris sous-épidermique ou tourniol, le panaris sous-cutané, le panaris sous-tendineux ou sous-aponévrotique, enfin le panaris sous-périostique.

497. D. Où a lieu le panaris sous-cutané ?

R. Il a son siége dans le tissu cellulaire sous-cutané.

498. D. Comment distingue-t-on le sarcocèle syphilitique du cancer du testicule ?

R. Dans le cancer du testicule il y a des élancements lancinants et développement des ganglions lombaires. Dans le sarcocèle syphilitique la marche de la maladie est plus rapide, et il y a presque toujours des symptômes commémoratifs tels que chancres, tumeurs gommeuses, exostoses qui mettent sur la voie.

499. D. Par quoi est produit l'ictère ?

R. Par les calculs biliaires : les urines sont

rouges, safranées ; dans l'ictère, les selles sont grises, il y a un ralentissement du pouls sans pareil, le pouls tombe à quarante comme si le malade avait pris de la digitale.

500. **D.** Quel est le traitement de l'ictère ?

R. Les purgatifs, l'essence de térébenthine avec éther ou potion de Durande ; on la remplace par le chloroforme.

Nota. Nous nous sommes fait un devoir de reproduire *les questions et les réponses telles qu'elles avaient été faites et dans l'ordre où elles avaient été faites* sans y rien changer, et nous sommes resté fidèle jusqu'au bout à cette méthode, bien persuadé que ce recueil serait d'autant plus utile aux élèves *qu'il reproduirait plus fidèlement les questions telles qu'elles avaient été posées aux examens par les professeurs et les réponses telles qu'elles avaient été faites.*

FIN DE LA PREMIÈRE SÉRIE.

IMPRIMERIE DE L. TOINON ET Cᵉ, A SAINT-GERMAIN.